Dédié à M. HENDLÉ, Préfet de la Seine-Infre

VULGARISATION

DES SOINS A DONNER AUX PERSONNES VICTIMES D'ACCIDENTS, EN ATTENDANT L'ARRIVÉE DU MÉDECIN.

Nécessité oblige à se servir
de ce que l'on trouve.

PAR

Mlle BLANCHE BACHELIER

Sage-Femme Adjointe des Hospices
Vaccinatrice officielle de la Ville de Dieppe

IMPRIMERIE G. FÉRAMUS
Rue des Tribunaux, 6 bis et 8. — DIEPPE
1891

Dédié à M. HENDLÉ, Préfet de la Seine-Inf^re

VULGARISATION

DES SOINS A DONNER AUX PERSONNES VICTIMES D'ACCIDENTS, EN ATTENDANT L'ARRIVÉE DU MÉDECIN.

Nécessité oblige à se servir de ce que l'on trouve.

PAR

Mlle BLANCHE BACHELIER

Sage-Femme Adjointe des Hospices

Vaccinatrice officielle de la Ville de Dieppe

IMPRIMERIE G. FÉRAMUS

Rue des Tribunaux, 6 bis et 8. — DIEPPE

1891

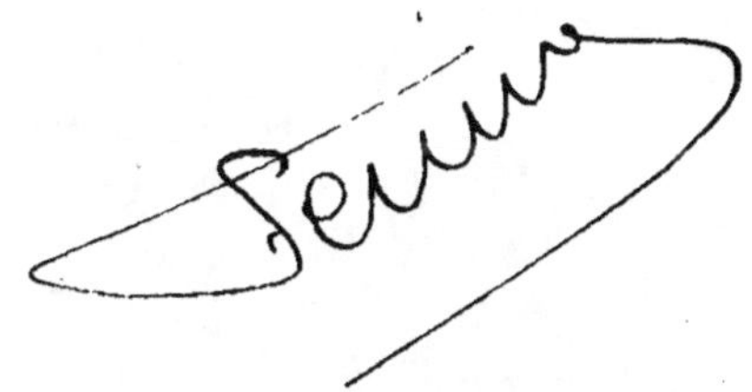

Des premiers secours à donner dans les accidents graves, en attendant l'arrivée du médecin, aux personnes victimes d'accidents sur les voies publiques ou dans les travaux industriels.

Les blessures peuvent être occasionnées par une arme à feu, par un instrument piquant, tranchant ou contondant, par un corps lourd ou par la chute du blessé lui-même tombant d'un point plus ou moins élevé. Des blessures il peut résulter soit une plaie, soit une hémorrhagie plus ou moins considérable, soit une fracture, soit une luxation, une foulure ou une simple contusion.

Blessures

Lorsqu'on se trouvera près d'une personne qui aura reçu un coup, fait une chute ou subi une violence, ou

On évitera l'application des onguents, baumes, vulnéraires, on ne donnera aucun aliment au blessé.

On lui fera prendre de l'eau tiède s'il a envie de vomir et l'on observera le plus grand calme autour de lui, afin de ne pas troubler le repos du corps et de l'esprit dont tous les blessés ont généralement besoin.

Si le corps est couvert de contusions, on enveloppera le malade dans une couverture de laine trempée et exprimée légèrement dans une bonne décoction de guimauve, de feuilles de mauve, d'eau de son.

Si le blessé a froid et que ses membres tremblent, on le réchauffera lentement en lui faisant sur toute la surface du corps, avec des brosses douces, des morceaux de flanelle que l'on fera chauffer, de bonnes frictions; puis on lui fera boire de l'eau additionnée d'un peu de cognac.

On lavera ou on essuiera doucement les plaies ou blessures qui seraient salies par de la terre ou d'autres corps étrangers.

On enlèvera tout ce qui pourrait les irriter, comme par exemple des épines, du verre, de la chaux, une balle.

S'il y avait perte abondante de sang après le lavage (capable de compromettre les jours du malade) on arrêterait l'hémorrhagie, la perte du sang, en appliquant d'abord un ou plusieurs doigts sur l'endroit même d'où sort le sang.

Si le temps nécessaire pour l'arrivée d'un chirurgien doit être long, on remplacera les doigts par une éponge, du coton, de la charpie, de l'amadou, du vieux linge, de l'étoupe, un tampon de toiles d'araignées avec plusieurs doubles de compresses, de la mousse, du papier mouillé ou tout autre corps mou que l'on maintiendra à l'aide d'un mouchoir de poche, d'une cravate, d'une bande de toile ou d'un ruban.

Avant d'appliquer un tamponnement quelconque sur une plaie saignante, il faut bien la laver avec de l'eau fraîche et enlever tous les caillots qui pourraient la recouvrir.

Si la plaie a été faite par une balle, on tâchera d'enlever celle ci, si cela est possible, et on couvrira la plaie de compresses trempées dans l'eau fraiche.

S'il y a déchirure, coupure, par suite de coups portés avec un couteau, un sabre, une hache, on réunira les bords de la plaie à l'aide de bandelettes adhésives quelconques, de timbres-poste, de sparadraps, de compresses, de ce que l'on aura sous la main.

On placera les membres ou les parties blessées

dans une position telle que la plaie soit le moins étendue possible.

Ainsi : on fléchira la tête sur la poitrine si la blessure existe au cou, on fera fermer les doigts et la main si ceux-ci sont blessés en dedans, on les tiendra ouverts s'ils sont blessés en dehors.

Si une artère importante a été lésée, le cas est grave. Il faut, par tâtonnements, chercher au-dessus de la plaie, par l'application des doigts, le trajet de l'artère que l'on reconnait par des pulsations, des battements, et presser assez fortement sans discontinuer jusqu'à l'arrivée du médecin, en se faisant remplacer à tour de rôle par les assistants, ou pratiquer le tamponnement avec des rondelles de liège ou avec un sou si la blessure est localisée ; si le sang jaillit de plusieurs endroits à la fois, on pratiquera la ligature en masse du membre ; cette ligature doit être faite avec une bande roulée ou un lacet assez serré pour empêcher l'écoulement du sang.

Membres cassés

Quand une fracture est vraie ou supposée, on s'empressera, en attendant l'arrivée du chirurgien, de placer le membre dans une position naturelle, c'est-à-dire qu'on l'étend s'il est fléchi, qu'on le redresse s'il est tordu.

On le placera ensuite sur un ou deux oreillers ou sur un coussin fait avec des feuilles, de l'herbe, du foin, de la paille, de la mousse, du son, de la sciure de bois, des copeaux, de la fougère, ce que l'on a sous la main.

Si le blessé est tranquille, docile et maître de ses mouvements, on abandonne sa fracture à elle-même, ayant placé le membre dans une position naturelle.

Dans le cas d'ivresse, de délire, de convulsions, on maintient le membre en repos en le serrant dans l'oreiller ou dans la substance qui lui sert de coussin, avec des mouchoirs placés en cravates. Si ce moyen est insuffisant, on place en dessous et sur les côtés, des coussins, de petites planches, du carton ou des branches d'arbres de la grosseur du petit doigt rangés les uns à côté des autres, fixés à leur extrémité au moyen de ficelle, garnis ensuite de mousse, de foin, d'herbes, appliqués au dedans et autour du membre et maintenus par deux cordons, jarretières ou rubans.

Les fractures des os de la tête et de la face exigent des applications de linges trempés dans de l'eau fraîche ; il faut tenir la tête élevée, ne couvrir celle-ci que le moins possib'e ; les linges mouillés seront souvent renouvelés.

Dans les fractures de la clavicule (os qui se trouve placé de chaque côté et immédiatement au-dessous du cou) on met le bras en écharpe, on fixe celui-ci contre le corps à l'aide d'un mouchoir plié en cravate; la partie la plus large ou le milieu de ce mouchoir est appliquée sur le coude et les bouts vont en forme de ceinture s'attacher du côté opposé du corps. On évitera ainsi les mouvements de l'épaule, ce qui est très essentiel dans une fracture semblable.

Lorsqu'il y a fracture d'une ou plusieurs côtes, ce qui n'est pas facile à reconnaître mais que l'on peut soupçonner, quand à la suite d'un coup ou d'une chute le malade éprouve une douleur vive au moindre mouvement, qu'il crache le sang, qu'une ou plusieurs saillies ont lieu sous la peau, on exige du malade un repos absolu, on place sur les parties saillantes des linges ou des mouchoirs pliés en six ou huit doubles et on maintient le tout à l'aide de serviettes attachées autour du corps.

Les vêtements du blessé ne s'opposent pas toujours aux premières applications des moyens conseillés dans les fractures.

Cependant, si dans des cas particuliers il était urgent de déshabiller le blessé, il vaut mieux déchirer couper les vêtements que de les ôter à la manière accoutumée; ce procédé donne toujours lieu à des mouvements trop brusques et trop dangereux dans les cas de fractures.

SI les fractures sont accompagnées de plaies, de déchirures des parties molles, on recouvre celles-ci de coton, de linges trempés dans l'eau fraîche, puis on emploie les moyens déjà connus.

S'il y a hémorrhagie, on la combat par les moyens déjà indiqués.

Si l'on a à faire à une luxation ou sortie d'un os de la cavité dans lequel il est logé — ce que l'on reconnaîtra à l'impossibilité d'étendre le membre et le mettre dans la position naturelle — on le couvrira de larges cataplasmes en attendant le chirurgien.

Entorse du pied, Foulure

S'il s'agit d'une entorse, d'une foulure, on fait tremper le membre longtemps dans l'eau fraîche que l'on renouvelle constamment, on applique des compresses d'eau blanche, des cataplasmes faits avec du son lavé trois fois jusqu'à ce que l'eau sorte claire, on l'essore dans un torchon et le fait bouillir dans du vinaigre, ou des cataplasmes tièdes arrosés d'eau blanche.

Pour une simple contusion, lavage avec de l'eau froide ou additionnée d'eau-de-vie, de teinture d'arnica, d'eau-de-vie camphrée, fixer la partie blessée dans une position convenable, commode, afin de la laisser reposer.

Apoplexie, Congestions, Coup de sang

Lorsqn'on se trouve en présence d'une personne atteinte d'une attaque d'apoplexie ou de congestion, il faut s'empresser de la coucher sur un lit, la tête élevée, desserrer tous les liens, placer des compresses froides sur la tête, promener des sinapismes sur les membres, envelopper ceux-ci dans des corps très chauds ; s'il y a paralysie de la langue, mettre dessus quelques grains de sel de cuisine. Si le temps que nécessite l'arrivée du médecin doit être long, appliquer cinq ou six sangsues derrière les oreilles.

Insolation (coup de soleil)

Le coup de soleil peut être grave ou léger ; il est souvent grave dans les campagnes, dans le temps des fortes chaleurs.

Quand le coup de soleil est léger, il cède au moindre régime : aux compresses d'eau froide, d'eau blanche ou d'eau de sureau.

Si les accidents sont graves, on se hâtera de mettre des compresses froides sur la tête, des sinapismes sur les cuisses et sur les jambes, on donnera des bains de pieds avec le sel de cuisine, des lavements avec de l'eau salée.

Convulsions, Epilepsie (ou mal caduc)

Convulsions des Adultes. — Quelle que soit la cause, mettre le malade hors d'état de se blesser : maintenir les mains avec des serviettes autour des poignets sans exercer trop de violence, enlever sur le corps et surtout au cou tout ce qui peut comprimer (serrer) tels que cravate, col, ceinture, jarretières, humecter les tempes avec de l'eau fraîche, faire respirer quelques odeurs, soit vinaigre, éther, mais avec précaution.

Epilepsie ou mal caduc, haut mal. — Lorsqu'on se trouve près d'une personne prise d'une attaque d'épilepsie, il faut placer le malade dans une position horizontale, la tête haute, desserrer les liens surtout ceux du cou, éloigner le malade des corps contre lesquels il pourrait se frapper, essuyer l'écume de la bouche, faire le compression des carotides, c'est-à-dire appuyer sur les artères qui se trouvent de chaque côté du cou, avoir recours à la flexion forcée du gros orteil, à l'aspersion d'eau, placer si on le peut entre les dents du malade, un morceau de linge roulé ou un mouchoir afin d'éviter les lésions et la déchirure de la langue qui pourraient être dangereusement serrée dans une forte convulsion. Eviter de faire respirer au malade des odeurs fortes et de lui faire des frictions sur les membres.

Brûlures

Immédiatement, si faire se peut, aspersion d'eau froide, puis enlever les vêtements avec précaution, de peur de déchirer l'épiderme (la peau).

Brûlures légères. — Lotions d'eau fraiche suivant le siège de la brûlure, application de pulpe de pomme de terre râpée, encre, gelée de groseille, alun dissous dans l'eau, qu'on applique en compresses.

Brûlures graves. — Piquer les ampoules, étaler avec soin les débris de l'épiderme de celles qui sont déchirées, appliquer de la ouate avec liniment oléo-calcaire que tout le monde peut faire, séance tenante, avec huile 10 parties et eau de chaux 100 grammes. Pour l'eau de chaux, on met au fond d'une bouteille de la chaux, on agite avec l'eau et on laisse déposer cinq minutes ; la chaux reste au fond de la bouteille et l'eau se sature.

Si le malade est froid, décoloré, dans la stupeur, il faut le ranimer avec une infusion chaude, soit de tilleul ou d'oranger.

Asphyxie

Asphyxie par les gaz de l'éclairage, par le charbon ou la braise, par la fermentation des liqueurs alcooliques, du vin, de la bière, du cidre, des fours à chaux, par les gaz méphitiques des fosses d'aisances et des égouts.

Premiers soins à donner en attendant l'arrivée du médecin. — Ouvrir largement les portes et fenêtres de l'endroit où l'asphyxie a eu lieu, porter le malade au grand air, le débarrasser de ses vêtements, le coucher sur un lit la poitrine et la tête relevées, puis presser doucement avec les mains ouvertes les deux côtés de la poitrine, pendant qu'une autre personne presse le ventre, ensuite abandonner à elles-mêmes en s'efforçant ainsi d'imiter le jeu naturel de la respiration.

On a aussi recours aux affusions d'eau froide qu'on lance vivement au visage, aux frictions sèches et aromatiques, soit avec l'eau-de-vie ou eau de cologne ; essuyer avec des serviettes chaudes et frictionner fortement les pieds et les mains, puis chatouiller l'intérieur des narines avec une plume, passer sous le nez des allumettes enflammées pendant que le souffre jette sa flamme bleue, y tenir un instant un flacon d'ammoniaque (ou alcali).

Si le malade ne revient pas malgré tous ces soins, il reste encore un moyen puissant à employer, qui est l'insufflation. Il faut pour cela qu'une personne ferme les narines de l'asphyxié pendant qu'une autre lui souffle doucement dans la bouche, soit à l'aide d'un tube, soit en appliquant ses lèvres sur celles du malade. De plus, on refoulera légèrement en arrière la saillie du larynx (vulgairement appelée pomme d'Adam) afin que l'air insufflé n'entre pas dans l'estomac.

Quand avec une insufflation on a rempli les poumons, on en chassse l'air en comprimant les deux côtés de la poitrine et le ventre, on frictionne la poitrine et l'on fait prendre au malade des lavements vinaigrés, froids, ou avec 60 grammes de sel de cuisine.

Il faut persister longtemps dans le traitement et le continuer pendant plusieurs heures.

Dans le cas d'asphyxie par les gaz méphitiques des fosses d'aisances et des égouts, le traitement est le même que celui de l'asphyxie par les gaz et les vapeurs du charbon, si ce n'est que pour neutraliser les redoutables gaz méphitiques, on fait respirer au malade du chlore ou de l'eau de javel, à laquelle on joint du vinaigre par petites portions.

S'il y a des signes de congestion, si la face est rouge, gonflée, si les yeux sont saillants et si l'engourdissement persiste, la présence du médecin est nécessaire pour juger s'il faut une saignée.

Eviter

les lits chauds, l exposition au soleil, les fumigations de tabac par le rectum, et surtout ne rien faire boire avant que la respiration soit bien établie.

Asphyxie des Submergés (noyés)

S'y rien ne s'y oppose, on commencera le traitement sur le rivage ; dans le cas contraire, on placera le corps avec précaution et sans secousse sur un brancard ou sur une civière, ou bien encore sur les mains jointes, de deux ou quatre personnes ; on le transportera placé sur le côté, la tête un peu élevée, dans l'endroit le plus élevée et le plus commode. Là, on enlève les habits du noyé, en les coupant avec des ciseaux pour ne pas perdre de temps ; on le revêt d'une chemise, on le couche autant que possible et toujours sur le côté droit, la tête un peu haute, sur un lit plutôt un peu élevé que bas, on débarrasse la bouche, le nez, les yeux, les oreilles du mucus et des autres corps étrangers, en tenant la tête un peu penchée et les machoires écartées.

On s'assure de l'état de la surface du corps et on recherche si une blessure n'a pas été reçue.

La mort n'étant qu'apparente, on fait respirer par le nez des odeurs fortes, de l'ammoniaque (alcali volatil) de fort vinaigre ; chatouiller les narines et le gosier avec une plume, faire des frictions sèches. On réchauffe le noyé lentement, progressivement, en promenant sur les diverses parties du corps des fers chauds ou une bassinoire également chauffée, ou bien encore des sachets de cendres ou de sables chauds, en plaçant des briques chaudes aux pieds, aux aînes, aux creux des aisselles, en donnant des lavements irritants, salés ou vinaigrés (125 grammes de sel ou de vinaigre pour un lavement).

On exercera de légères pressions sur la poitrine et sur le bas-ventre, afin de simuler les mouvements de la respiration naturelle. On insufflera de l'air dans les poumons.

Quand la respiration se rétablit, que le malade revient à lui, que la déglutition s'opère (c'est-à-dire qu'il avale), mettre, si on en a sous la main, une pastille de menthe sur la langue (ce petit moyen donne de l'air dans les bronches), puis mettre le malade dans un lit chauffé.

Le noyé reste-t-il sans connaissance, le visage est-il rouge, violet ou noir, les yeux sont-ils encore étincelants, en un mot, s'il y a des signes de congestion, si le malade ne revient pas, mettre des sinapismes à l'estomac, aux cuisses et aux mollets ; si l'on n'en a pas, on prépare avec de la farine ordinaire, poivre et vinaigre, des cataplasmes que l'on applique à la face interne des cuisses et aux mollets, mais ce qu'il faut surtout, c'est de persister dans les soins.

Eviter

comme moyens dangereux, les lavements et fumigations de tabac, la suspension par les pieds, les secousses violentes, les boissons, avant que la respiration ne soit rétablie.

Asphyxie des Pendus

La première opération à pratiquer, c'est de détacher, ou pour aller au plus vite, de couper les liens qui entourent le cou, descendre le corps en le soutenant de manière qu'il n'éprouve aucune secousse, tout cela sans délai et sans attendre ; défaire les jarretières, la cravate, les cordons de jupes, le corset, la ceinture de culotte, en un mot, toute pièce de vêtement qui pourrait gêner la circulation.

Si le corps est dans une chambre, on doit veiller à ce qu'elle ne soit ni trop chaude ni trop froide et à ce qu'elle soit aérée.

On placera le corps toujours sans lui faire subir de secousses, selon que les circonstances le permettront, sur un lit, sur un matelas, sur de la paille, du foin, de la mousse, en un mot, sur ce que l'on aura à sa disposition, de manière cependant à ce qu'il soit commodément et que la tête, ainsi que la poitrine, soient plus élevées que le reste du corps.

Les autres secours à donner sont les mêmes que dans l'asphyxie des noyés ; néanmoins, on insistera sur les frictions si la suspension ou la strangulation a eu lieu depuis peu de minutes. Il suffit quelquefois pour rappeler la vie, de faire des affusions froides sur la face, d'appliquer sur le front des compresses froides et en même temps des frictions aux extrémités.

Eviter

Il faut éviter surtout les secousses et les déplacements brusques du corps.

Asphyxie des Congelés (par le froid)

Après avoir transporté le malade enveloppé dans une couverture et la tête découverte, du lieu où il a été trouvé dans l'endroit où il doit être soigné, on ramène la chaleur lentement, progressivement; pour cela, on le déshabille, on le plonge dans la neige en fusion, on le frotte avec ; à défaut de neige, on le met dans l'eau froide, glacée, puis dégourdie, puis tiède.

Le malade, ainsi placé dans un bain, on le frictionne depuis le ventre jusqu'aux extrémités, on lui fait des aspersions d'eau sur le visage, on chatouille les lèvres et l'intérieur des narines avec une plume, on insuffle l'air dans les poumons et on fait respirer des odeurs fortes, de l'ammoniaque (alcali) avec précaution ou du vinaigre, puis on a recours à des frictions sèches.

Une fois que le corps commence à se réchauffer, on place le malade dans un lit bien sec mais non chauffé, on donne un lavement irritant.

Quand la congélation n'est que partielle, c'est-à-dire quand les membres seuls sont gelés ou menacés de l'être, on a recours au même traitement qu'on localise. Ainsi, on ne plonge dans le bain ou ne frictionne que les parties malades, et on donne une infusion de tilleul ou de thé.

Eviter

de mettre des personnes atteintes de congélation près

d'un feu pour les réchauffer, ou de faire des applications chaudes sur les parties gelées ; éviter également les frictions trop fortes. Il ne faut pas non plus qu'il y ait de feu dans la pièce où est le lit, avant que le corps n'ait recouvré entièrement sa chaleur naturelle.

Empoisonnements aigüs

Les premiers secours à donner à une personne que l'on croit être empoisonnée par accident ou autre cause, varient suivant le temps qui s'est écoulé ; ainsi, si le poison est avalé depuis peu et qu'il se trouve dans l'estomac, on cherchera à le chasser, soit en chatouillant le fond de la gorge avec les bardes d'une plume pour exciter les vomissements, soit par en bas par des évacuants ou bien en neutralisant les effets par une substance qu'on appelle contre poison.

Si le malade a pris des poisons irritants, arsenic, vert de gris, sel d'oseille, sublimé corrosif, le gorger de magnésie délayée dans l'eau ; à son défaut, savon blanc 15 gr. dans deux litres d'eau, de l'eau chaude en grande quantité, des boissons émollientes, guimauve, graine de lin, lait ; cataplasmes sur les parties douloureuses. L'eau albumineuse est le meilleur contre-poison contre le vert de gris et le sublimé corrosif.

Eviter

Il faut dans ce cas s'abstenir de donner l'eau de chaux.

Empoisonnement par l'acide prussique

Dans le cas d'empoisonnement avec l'acide prussique, il faut faire des affusions d'eau sur la colonne vertébrale (épine du dos) et particulièrement sur les vertèbres cervicales (sur le cou), faire respirer de l'eau chlorée, du vinaigre. A défaut de chlore, faire respirer de l'eau ammoniacale et faire prendre une infusion de café.

Empoisonnement par les champignons vénéneux

Premiers soins à donner à une personne qui éprouve les symptômes d'empoisonnement par les champignons. — Donner promptement un vomitif. Lorsque les vomissements ont eu lieu, on doit songer à faire évacuer de l'intestin les champignons qui pourraient s'y trouver, en donnant un lavement purgatif préparé avec 4 gr. de séné et 30 gr. de sulfate de magnésie, puis on donnera une infusion de café, on fera des frictions aromatiques. Si les accidents font des progrès, on donne de l'eau de gomme, de graine de lin ; si le ventre est enflé, douloureux, on appliquera des cataplasmes.

Eviter

Il faut dans ce cas éviter de donner de l'eau vinaigrée et des boissons, avant l'expulsion des champignons.

Empoisonnement par les Moules et autres Mollusques, Crevettes, Dorades, etc.

Dès qu'une personne est empoisonnée par les moules, mollusques, etc., il faut se hâter de lui donner un vomitif, un purgatif, suivant le temps écoulé depuis l'ingestion des moules, puis on donnera de l'éther sur un morceau de sucre, et pour boisson ordinaire de l'eau vinaigrée. Cataplasmes émollients sur le ventre.

Précautions particulières pour le transport des Blessés ou Malades

On construit un brancard soit avec un lit de sangle, soit avec une échelle, avec une planche un peu large ou deux perches réunies et attachées à distance l'une de l'autre par deux traverses de bois et des liens de cordes ; on tend sur ce brancard une toile ou une couverture, on place dessus une grande quantité de foin, de mousse, de paille ou de feuilles, on dépose avec précaution le blessé sur cet espèce de matelas, on lui tient la tête un peu élevée à l'aide d'un appui quelconque, garni également de foin, de mousse ou de paille et on le porte ainsi dans le lieu où les soins du chirurgien doivent lui être donnés.

Imp. Féramus, rue des Tribunaux, Dieppe.

www.ingramcontent.com/pod-product-compliance
Lightning Source LLC
LaVergne TN
LVHW052034160826
845678LV00003B/1336
9782329645353